as 500 melhores coisas de ser mãe

Juliana Sampaio e Laura Guimarães

as 500 melhores coisas de ser mãe

MATRIX

Direitos em língua portuguesa para o Brasil:
Matrix Editora - Tel. (11) 3873-2062
atendimento@matrixeditora.com.br
www.matrixeditora.com.br

Capa e ilustração:
Anna Thal

Diagramação:
Liane Mendes Pestana

Revisão:
Adriana Parra

Dados Internacionais de Catalogação na Publicação (CIP)
SINDICATO NACIONAL DOS EDITORES DE LIVROS, RJ.

Sampaio, Juliana

As 500 melhores coisas de... ser mãe / Juliana Sampaio e Laura Guimarães. - São Paulo : Matrix, 2007. - (As 500 melhores coisas de...)

1. Mães - Humor, sátira, etc. 2. Maternidade - Humor, sátira, etc. I. Guimarães, Laura. II. Título. III. Série.

07-0846. CDD: 869.97

CDU: 821.134.3 (81) - 7

Apresentação

Este livro nasceu da idéia e do convite do nosso editor, Paulo Tadeu. Um convite prontamente aceito, porque se há uma coisa que duas mães juntas adoram fazer é conversar sobre maternidade. Como repetimos por aí, a vida de mãe nem sempre é fácil, nem sempre é cor-de-rosa, não é nada isenta de medos, dúvidas, culpas e espinhos. Contudo, nenhuma de nós vacila um instante em declarar que esta foi e tem sido a melhor e mais intensa experiência de nossas vidas.

O exercício de listar as 500 melhores coisas de ser mãe nos obrigou a relembrar e selecionar as melhores partes desta aventura e, por vezes – por que não? –, brincar de futurologia, já prevendo alegrias por vir. Tanta coisa surgiu nesse garimpo mnemônico e afetivo, que nem conseguimos entregar o livro no prazo. E se agora ele está em suas mãos, leitor, agradeça mais uma vez ao nosso editor (e também aos fatherns Ed e Leo, que cuidaram das crianças enquanto o escrevíamos, nos fins de semana).

Se dependesse apenas de nós, não terminaríamos este trabalho tão cedo, já que ainda temos a impressão de estar esquecendo alguma razão superimportante para gostar tanto disso tudo. Vai ver é porque, como nossas filhas, esta lista muda a cada dia e parece que não pára nunca de crescer.

Às três, Nina, Gabriela e Alice, dedicamos este livro e agradecemos todas as muito mais de 500 alegrias e reflexões que nos têm proporcionado.
Esta aqui já é mais uma delas!

Juliana e Laura

1

A primeiríssima das melhores coisas de ser mãe é, obviamente, fazer o filho. Mas essa parte a maioria das pessoas adora, até mesmo aquelas que não pretendem “transmitir a nenhuma criatura o legado da nossa miséria”.

2

A emoção do teste positivo. Não importa se é uma faixinha azul se formando naqueles segundos que parecem anos ou um envelope aberto por mãos trêmulas, com algum número impresso nele acima de 50 mUI/ml. O coração quase sai pela boca.

3

Curtir a barriga crescendo devagarzinho. E ficar horas e horas se olhando no espelho, estufando o abdome. (As grávidas são o único tipo de mulher que torce para não conseguir mais entrar nas próprias roupas.)

4

Entrar com orgulho na fila preferencial de bancos, supermercados, lojas e órgãos públicos, mesmo que algumas pessoas ao redor olhem torto para você (porque, infelizmente, tem muita gente que se incomoda com os direitos alheios, quando eles exigem um mínimo de compreensão).

5

Sentir seu peito se enchendo de leite e ficando cada dia mais lindo. (Seu sutiã aumenta dois ou três números, sem silicone!)

6

Fazer uma ultra-sonografia e ouvir outro coração batendo dentro de você. Perceber que o seu, a partir de agora, vai estar para sempre à mercê daquela criaturinha.

7

Fazer outra ultra-sonografia algum tempo depois e descobrir o sexo do bebê. (Melhor ainda se ele for exatamente o que no fundo você estava querendo que fosse.)

8

Sentir o bebê se mexer na sua barriga pela primeira vez. (Mas vale ressaltar que esse prazer é mais bem aproveitado por aquelas gestantes que nunca assistiram ao filme *Alien, o oitavo passageiro*.)

9

Mostrar a barriga na praia e se sentir meio Leila Diniz.

10

Fazer uma foto nua e se sentir a Demi Moore, naquela antológica capa da *Vanity Fair*.

11

Ser mimada pelo futuro papai apaixonado, que tem um sorriso constante no rosto e não sabe mais o que fazer pra te agradar.

12

Voltar (quem diria!) a ser mimada pelos seus pais, que agora te ligam todos os dias e não sabem mais o que fazer pra te agradar.

13

Ser mimada por todos à sua volta, afinal.

14

Aproveitar o pretexto para experimentar toda sorte de iguarias esdrúxulas, sem ninguém estranhar.

15

Ser encorajada a comer por dois, literalmente. E não se fazer de rogada.

16

Olhar aquela barriga enorme no espelho e pensar que, agora, sim, o mundo realmente gira ao redor do seu umbigo.

17

Achar-se mais linda e poderosa que nunca. E ficar ainda mais tarada, pensando em sexo quase o tempo todo. (É, eu sei. Poucas pessoas contam isso pra você. Mas acontece com mais freqüência do que se imagina.)

18

Finalmente trepar sem a menor preocupação com métodos anticoncepcionais. Parece bobagem, mas isso também faz uma puta diferença na sua libido.

19

Assistir ao seu marido conversar com sua barriga e sentir os movimentos que o bebê faz ao ouvir o pai.

20

Fazer uma ultra-sonografia 3D e brincar de adivinhar com quem o bebê se parece.

21

Freqüentar grupos de gestantes (mesmo que sejam on-line) e descobrir que todas as coisas novas e estranhas que estão acontecendo com você – ufa! – são normais.

22

Escolher roupinhas, sapatinhos e todos os outros “inhos” que compõem o enxoval.

23

Decorar o quarto do bebê. O que pode parecer uma atividade fútil, mas é meio como montar um ninho, sabe? Faz a gente entrar no clima.

24

Comprar quilos e quilos de bichinhos de pelúcia (mesmo que você tenha que se livrar deles alguns meses depois, caso seu bebê seja alérgico a poeira.)

25

Ganhar muitas fraldas (na quantidade e no tamanho certos) no chá de fraldas organizado pelas suas amigas.

26

Dar nome a alguém. (Juízo, hein?)

27

Entrar em trabalho de parto. (Bom, não é das melhores sensações do mundo, mas significa que falta pouquíssimo tempo para você ter seu filho nos braços.)

28

O alívio que você sente em cada um dos intervalos entre as contrações. (O problema é que esses intervalos vão ficando cada vez menores, até não haver mais tempo para alívio nenhum...)

29

Reconhecer o valor de ter nascido após a invenção da anestesia.

30

Ou encarar um parto natural sem isso e descobrir-se mais forte e poderosa do que você jamais se imaginou.

31

Experimentar a sensação de expulsão do bebê. Não foi o nosso caso, mas tem gente que compara o momento a um orgasmo, ainda mais intenso. Ui!

32

Dar a vida a alguém. E saber que essa vida agora é dele.

33

Virar uma otimista: quem tem filhos precisa acreditar que a humanidade tem solução.

34

Chegar em casa com o bebê no colo e apresentá-lo ao seu novo lar. Achar tudo ali completamente diferente, mesmo que se tenha passado apenas um dia desde que você saiu para a maternidade.

35

Descobrir várias palavrinhas novas, como mecônio, cueiro, impetigo...

36

Descobrir quanto você ainda tem a aprender. E deixar de ter tantas certezas.

37

A primeira vez em que você dá banho no bebê sozinha. E ainda consegue curar o umbigo!

38

Os presentes e tudo o mais que você ganha quando tem um filho. Bem que dizem que neném vem com um pãozinho debaixo do braço.

39

Encher a casa de todo tipo de produtos fofos para bebês. Aliás, depois que seu filho nasce você passa a morar na Fofolândia.

40

Ver que a vida no pós-parto nem é tão fofa, mas mesmo assim é linda e emocionante.

41

O cheirinho de neném pela casa (com exceção das golfadas e cocôs, é claro).

42

Ter sempre o que fazer. Mesmo que seja trocar fraldas malcheirosas.

43

Aprender a lidar com cocôs, regurgitamentos, babas. Rever seu conceito de nojo.

44

Dar uma de Pollyanna e achar pontos positivos em tudo. Porque agora não dá pra desistir mesmo.

45

Saber que você não desistiria, mesmo se pudesse.

46

Ficar quatro meses sem trabalhar, e ainda recebendo por isso.

47

Descobrir que na licença-maternidade você trabalha bem mais do que no seu emprego. Mas que pelo menos você não pode ser demitida.

48

Passar o dia de pijama, no maior desleixo e sem a menor culpa.

49

Sair de casa pela primeira vez depois que o seu filho nasceu. E perceber que, por incrível que pareça, do lado de fora as coisas não mudaram nada!

50

Contar para as pessoas sobre o seu parto (mas, cuidado, nem todo mundo vai querer ouvir).

51

Fazer um curso de Shantala e o dever de casa com o seu bebê. Ficar sem saber quem é que gosta mais disso: ele ou você.

52

Achar que a licença-maternidade deveria se estender por um ano, no mínimo. (Ou conquistar cidadania sueca antes de ter um filho.)

53

Achar um absurdo a licença-paternidade ser de apenas cinco dias.

54

Aproveitar a licença-maternidade para fazer coisas que havia anos você não fazia, como assistir à Sessão da Tarde sem culpa.

55

Aproveitar a licença-maternidade para ficar grudada no seu bebê. E descobrir que o cordão umbilical demora um tempo para ser cortado de fato. (Uns 25 anos, mais ou menos.)

56

Ver que seu peito virou um laticínio. E que seu corpo se transformou em restaurante, microondas, berço, aquecedor, geladeira, farmácia, chupeta e despensa.

57

Saber que isso não tem custo nenhum.

58

Ficar de mãos dadas com o bebê enquanto amamenta.

59

Aquele olho no olho na hora da mamada. Nada mais lindo do que o olhar do seu filho para você, enquanto mama.

60

Amamentar pelo máximo de tempo que conseguir. É um ato de generosidade, de amor, de entrega, cheio de sensações deliciosas.

61

Sentir-se completa. Plena. Absoluta. E, às vezes, absolutamente de saco cheio.

62

Aproveitar melhor seu tempo livre, já que você tem sempre o que fazer. Quanto mais você faz, mais você faz. Entendeu?

63

Ficar louca para voltar a trabalhar, para ver se descansa um pouco.

64

O primeiro sorriso do neném. E não importa se foi mesmo a primeiríssima vez. O que conta é sempre o primeiro sorriso que ele deu pra você.

65

Fotografar cada um desses sorrisos de todos os ângulos possíveis.

66

Encher de porta-retratos a casa.

67

Encher de porta-retratos a mesa do escritório.

68

Montar álbuns de fotos e não se cansar de vê-los.

69

Transformar sua mãe em avó. E poder contar com a ajuda e a experiência dela.

70

Transformar sua sogra – que se acha muito jovem – em avó.

71

Transformar sua irmã gata em tia.

72

Transformar seu irmão *playboy* em tio.

73

Eleger padrinhos. Mesmo que você não vá batizar a criança, rola de inventar algum ritual e escolher um par de pessoas queridas a quem você confiaria seu filho na sua ausência. (Sem contar que os presentes dos padrinhos são sempre os melhores.)

74

Ver que, mesmo com tanta gente ao redor, seu filho prefere seu colo a qualquer outro.

75

Comprovar que tamanho não é documento. (Porque, se fosse, uma criatura de 50 e poucos centímetros não conseguiria virar sua vida assim de cabeça pra baixo.)

76

Emocionar-se com canções de ninar.

77

Dançar pela casa com o seu bebê no colo, dando gargalhadas.

78

Achar que todas as músicas de amor do mundo foram feitas para você e seu bebê.

79

Love, love, love.

80

Voltar a gravar fitas, quer dizer, CDs personalizados para dar a quem você mais ama. E gastar horas escolhendo as canções que você quer que façam parte da infância do seu filho.

81

Dividir com o pai da criança os trampos e as delícias de cuidar de um recém-nascido.

82

Ficar um bom tempo sem pensar em sexo.

83

Ter a sorte de que o seu marido participativo está tão cansado como você e também não anda pensando muito nisso.

84

Ficar feliz e emocionada quando seu marido, segurando a sua filhinha no colo, disser que finalmente conheceu uma garota mais bonita que você.

85

Não ser mais a número 1.

86

Ter seus desejos relegados a segundo plano.

87

Amar com uma intensidade como você jamais pensou ser capaz.

88

“Decidir ter, para sempre, o coração fora do corpo.”

89

Ter sempre no que pensar: nas próximas férias, na escolha da babá, na creche, na escolinha, no narizinho escorrendo, no futuro, no mundo.

90

Criar coragem para tomar decisões que vão interferir – e muito – na vida de outra pessoa.

91

Mudar suas prioridades e repensar seus valores.

92

Criar raízes.

93

Criar família.

94

Criar juízo.

95

Não criar mais tanto caso à toa.

96

Aprender a pedir ajuda.

97

Descobrir que você não precisa dar conta de tudo sozinha.

98

Sentir-se importante, poderosa, rainha do *funk*.

99

Descobrir que *punk,* mesmo, é ter dois ou três filhos pequenos ao mesmo tempo.

100

Descobrir que seu recém-nascido tem talento para ser vocalista de uma banda de *heavy metal*. Não deixa de ser uma opção, caso o orçamento aperte.

101

Passar madrugadas acordada, sem nem mesmo sair de casa.

102

Querer dormir mais cedo. (Você nunca imaginou que um dia ia querer isso!)

103

A primeira noite em que seu bebê dorme oito horas direto, sem escalas. (Uma bênção que, felizmente, você não vai estar acordada para ver).

104

Um belo dia, ver seu companheiro trocando fraldas e achá-lo mais sexy do que nunca. E perceber que (oba!) você finalmente voltou a pensar em sexo.

105

Gostar mais ainda daquele homem que te deu filhos.

106

Ganhar outra família.

107

Aprender a lidar com a sogra e vê-la com outros olhos.

108

Ver seu filho dormindo sereno no colo da sua mãe e pensar que a vida é cheia de maravilhas.

109

Ninar o bebê no colo até ele dormir. E sentir nessa hora a entrega e toda a confiança daquela criaturinha em você.

110

Sentir o cheiro da cabecinha do seu filho adormecido.

111

Dormir de conchinha com o seu bebê.

112

Finalmente conseguir fazer o bebê dormir sozinho, no quarto dele.

113

Ver aquele sorrisão banguela logo pela manhã, se iluminando todo só porque viu você.

114

Ver o primeiro dentinho nascer.

115

Morder de leve o pezinho do neném.

116

A mãozinha do bebê. Se for gordinho, aquela dobra que forma até uma pulseirinha.

117

Ser escalada por um pequeno serzinho engatinhante.

118

Ganhar os beijos mais melados do mundo.

119
Soltar as mãos de seu filho e vê-lo dar os primeiros passos sozinho.

120
Fazer natação com o seu bebê.

121
Tomar banho de chuveiro com seu filho no colo.

122
Imitar a sua mãe nas coisas boas.

123
Tentar não repetir a sua mãe nas coisas chatas.

124
Ajudar outras mães, usando a sua experiência.

125
Receber a ajuda de outras mães.

126

Encher seu domingo de gente, de passeios, de arte, de alegria e de bagunça. A vida com filhos é cheia de som. E de fúria também, infelizmente.

127

Constatar, surpresa, que já se passou um ano! E, paradoxalmente, achar que esse ano pareceu uma eternidade.

128

Planejar a primeira festinha de aniversário e se divertir criando os convites, a decoração, a fantasia do aniversariante etc. Aproveitar que seu bebê ainda é pequeno para usar toda a sua criatividade na escolha do tema, porque depois que a criança crescer e tiver opinião própria, vai ficar difícil escapar dos personagens manjados de sempre.

129

Cantar parabéns para o seu filho e saber que são parabéns para você também.

130

Conhecer pessoas. Ter filhos te obriga a ser mais sociável. Tem gente que se enfurna em casa e passa a ter uma vida dedicada à família. É uma opção, mas não é exatamente a nossa.

131

Conviver com crianças. Você vai ser obrigada a isso; com os seus filhos, com os amiguinhos dos seus filhos, com os priminhos dos seus filhos. E é sempre rico, se você souber aproveitar.

132

Encontrar um bom bar ou restaurante com playground.

133

Descobrir que, ainda por cima, esse playground tem monitores.

134

Puxar papo com aquele pai gato na pracinha. Por exemplo: "Parece que eles estão se divertindo..." ou "Que bons genes você tem!" ou "Vamos continuar a brincadeira lá em casa?" etc. Vai depender das suas intenções. Mas, de qualquer forma, com a presença das crianças, vocês não vão passar do cafezinho no primeiro encontro.

135

Ter assunto com aquela mãe gata na pracinha. Por exemplo: "Em que escolinha ele estuda?" ou "Você viu que... (algo relacionado ao filho da Cássia Eller)?". Vai depender das suas intenções.

136

Reaproximar-se daqueles amigos que sumiram depois que tiveram filhos.

137

Contar aos amigos as gracinhas do seu filho. Ouvir dos seus amigos as histórias dos filhos deles.

138

Saber que a conversa com seus amigos pode ir muito além de corujices.

139

Descobrir a sua turma e falar de papinha sem culpa.

140

Descobrir a sua turma e falar de sexo sem culpa também.

141

Saber que seus genes estão se disseminando (sim, é vaidade pura).

142

Poder ter filhos mesmo sem se casar.

143

Poder ser mãe (adotiva ou biológica) mesmo que você seja casada com uma mulher.

144

Poder ter filhos de homens diferentes.

145

Ter a certeza de que seus filhos são seus mesmo. *You know... mama's baby, papa's maybe.*

146

Seguindo esse raciocínio, ter um filho parecido com seu marido é sempre de bom-tom.

147

Rever *Mogli, o Menino Lobo*, e outros filmes da Disney que marcaram a sua infância. (A parte chata é que você vai rever mais ou menos 759 vezes cada um deles.)

148

Andar de bicicleta na praia com o bebê na cadeirinha da frente.

149

Dirigir com mais cautela.

150

Pagar menos no seguro do carro.

151

Carregar o bebê num sling e ver a cara assustada das pessoas. Aproveitar para contar a elas todas as vantagens dessa forma milenar de ter seu filhinho sempre junto ao seu corpo, sem deixar de ter as mãos livres.

152

Carregar uma criança fofa no colo. Melhor ainda é quando essa criança fofa (e pesada) finalmente consegue se locomover sozinha.

153

Aprender a trocar de roupa com uma só mão.

154

Administrar a sua vida e aquela vidinha alheia.

155

Atender a um telefonema importante ao mesmo tempo em que amamenta e acalma a birra do filho mais velho.

156

Ver que, depois de ser mãe, você consegue fazer quase qualquer coisa.

157

Ter a certeza de que você é boa mãe. Sem a neura de ser perfeita.

158

Ficar mais forte. Em todos os sentidos da palavra.

159

Ficar mais corajosa.

160

Descobrir que o mundo (quem diria!) realmente não gira ao redor do seu umbigo.

161

Descobrir até onde vai a sua paciência.

162

Descobrir até onde vai a sua generosidade.

163

Descobrir até onde vai a sua vaidade.

164

Descobrir até que dia do mês vai o seu salário.

165

Ter uma razão para economizar. Ter também uma ótima razão para gastar.

166

Ter mais um motivo para parar de fumar.

167

Encher a boca para falar dos filhos.

168

Ensiná-los a não falar de boca cheia.

169

Encontrar tempo para almoçar em casa e curtir esses pequenos e preciosos momentos com a família.

170

Comer a papinha que sobrou.

171

Comer a maçã ralada que sobrou.

172

Comer o miojo que sobrou.

173

De sobra em sobra, ganhar uma silhueta mais, digamos, voluptuosa.

174

Gostar de suas novas medidas e sentir-se muito mais feminina. Perceber que um verdadeiro corpo de mulher não tem nada a ver com esse padrão anoréxico e adolescente que as revistas nos vendem.

175

Não dar bola para estrias.

176

Descobrir os novos sabores de sorvetes, picolés, balas e outras porcarias (e comer escondido das crianças).

177

Colecionar coisinhas que vêm dentro de ovos de chocolate.

178

Ensinar a criança a dividir seus brinquedos, seu lanche e suas alegrias com os amigos.

179

Ver que, na ducentésima vez em que você ensinou alguma coisa, a criança finalmente aprendeu.

180

Ensinar o desapego. E também aprender a se desapegar.

181

Conversar com criança de igual para igual.

182

Ouvir aquelas perguntas metafísicas e existencialistas que só as crianças pequenas sabem fazer.

183
Dar (mais) um sentido para a sua vida.

184
Descobrir que seu filho não é como você sonhava, mas que, mesmo assim, como diria Tim Maia, é muito mais do que você esperava.

185
Ouvir "mamãe, eu te amo" quase todo dia.

186
Ouvir seus pais contando casos da infância deles para seu filho. Os mesmos casos que você já ouviu tantas vezes.

187
Dar mais valor à família.

188
Fingir que virou adulta.

189
Sucumbir a um chorinho às vezes, mesmo sabendo que se trata de pura chantagem emocional.

190

Aprender a pôr limites.

191

Descobrir seus próprios limites.

192

Superar alguns limites.

193

Ter alguém para atender fora do seu trabalho. E inventar novas estratégias de procrastinação, convencimento e embromação.

194

Ter alguém em quem mandar fora do seu trabalho e ser obedecida.

195

Ter alguém em quem mandar fora do seu trabalho e ser questionada. Nesse caso, você pode descobrir novas maneiras de lidar com a insubordinação. Ou, quem sabe, perceber que o poder corrompe mesmo, e que você anda abusando da sua autoridade.

196

Ser confrontada com seus próprios defeitos.

197

Ter mais motivação para trabalhar e ganhar dinheiro.

198

Correr atrás de novos projetos. E dar um jeito de relacionar esses projetos com a sua nova condição de mãe.

199

Finalmente fazer seguro de vida e plano de previdência privada.

200

Pensar no futuro. E querer que ele seja longo.

201

Ter quem te apóie na velhice e te leve para tomar sol na pracinha quando você já estiver gagá.

202

Ter vontade de ter um sítio. Ou uma casa na praia. Ou pelo menos um quintal com uma árvore.

203

Ter a quem deixar heranças. Não só seus livros, CDs e todas as bugigangas fofas que você acumulou durante a vida, mas principalmente seus valores, suas idéias, seus ideais.

204

Agachar-se para conversar com uma criança.

205

Falar com ela sobre a existência de Deus, sobre o Big Bang, sobre Adão e Eva. E constatar, orgulhosa, que ela faz as mesmas perguntas que ocupam cientistas, filósofos e religiosos há séculos.

206

Ver as coisas por outro ângulo, olhando tudo ao redor com aquela empolgação de quem ainda não desaprendeu a se deslumbrar com o mundo.

207

Tentar entender a infância de hoje e imaginar como será o mundo daqui a uns vinte anos.

208

Aprender com alguém menor que você.

209

Ter orgulho da curiosidade do seu filho, apesar de estar de saco cheio de responder a tantos porquês.

210

Pesquisar as melhores escolas da sua cidade e descobrir uma perfeita para seu filho. (Se bem que não existe escola perfeita.)

211

Acompanhar a criança em seu primeiro dia de aula, e ficar ali ao lado, com o coração apertadinho, mas cheio de orgulho, esperando ela se adaptar.

212

Ver que seu filho tem prazer em ir à aula e achar que acertou na escolha da escola.

213

Aprender rudimentos de pedagogia e conhecer Piaget, Vygotsky e Wallon.

214

Sonhar em abrir a escola dos seus sonhos.

215

Freqüentar as reuniões de pais da escolinha. E fazer valer a sua opinião.

216

Começar a achar importante ter aquela velha opinião formada sobre quase tudo.

217

Não deixar de ser sempre uma metamorfose ambulante.

218

Levar a sua filha à escola e perceber quanto ela é querida pelos coleguinhas, que fazem a maior festa quando ela chega.

219

Ver que seu filho sabe fazer amigos. E aprender a conviver com os pais desses amiguinhos, mesmo que eles não sejam da sua turma.

220

Entender a importância do conceito de "inclusão" e aprender com as crianças a respeitar as diferenças.

221

Ler pela primeira vez, em letras ainda espelhadas: "MAMÃE EU TI AMU".

222

Sentir-se a pessoa mais importante do mundo para alguém.

223

Ter alguém que depende de você até para limpar a própria bunda.

224

Ouvir aquele indefectível "mããããããããe, acabei" vindo lá do banheiro.

225

Ir tornando-se desnecessária à medida que o tempo passa e sentir orgulho e alegria por isso.

226

Descobrir, a cada momento, o que é, afinal, ser mãe.

227

Perceber que não é assim um bicho-de-sete-cabeças.

228

Entender que toda mãe é meio bicho.

229

Descobrir seus instintos.

230

Ler a Elisabeth Badinter e pensar se existe mesmo esse tal de instinto materno.

231

Quebrar a cabeça tentando separar, dentre as milhares de coisas novas que você está sentindo, o que é biológico do que é culturalmente construído.

232

Desistir de separar.

233

Pensar em igualdade e em diferenças.

234

Ter uma filha e sentir-se parte de uma cadeia infinita de mulheres.

235

Pensar em tudo o que esse gênero já passou sobre a Terra e achar que sua filha tem sorte de nascer nesta época e neste lugar.

236

Ter um filho e entender melhor os homens.

237

Pensar na trajetória do gênero masculino ao longo da história e achar que seu filho tem sorte de nascer nesta época e neste lugar, para, quem sabe, fazer tudo diferente.

238

Aprender a gostar de meninos e meninas.

239

Ensinar ao seu filho que qualquer maneira de amor vale a pena.

240

Ensinar seu filho a não separar as pessoas por gênero, cor, posição social ou crença religiosa. E que isso não fique só no discurso, mas que seja profundamente coerente com cada atitude dele.

241

Voltar a gostar de Natal. Antes você gostava porque era criança. Agora, gosta por causa das suas crianças.

242

Vestir-se de Papai Noel, mesmo que você não tenha o *physique du rôle* para isso (ainda bem!).

243

Preparar a fantasia mais fofa do mundo para o primeiro carnaval do seu pequeno folião.

244

Na Páscoa, resgatar aquela tradição medieval européia de pintar ovos de galinha junto com as crianças. Assim, todo mundo se diverte e ninguém se empanturra de chocolate.

245

Esconder os ovinhos no jardim para as crianças procurarem. Você pode até fazer a trilha do coelho, criando pegadas de farinha de trigo com as pontas dos dedos.

246

Ganhar beijos, abraços e declarações de amor no Dia das Mães.

247

Ok, ganhar presentes no Dia das Mães.

248

Assistir às homenagens das crianças da escola no Dia das Mães.

249

Ter um rímel que não borra nas homenagens da escola no Dia das Mães.

250

Desenhar com as crianças.

251

Ganhar um monte de desenhos lindos, com corações espalhados por todo canto.

252

Usar os desenhos como peças de decoração para a sua casa. Se você pendurar ao lado de Basquiats e Pollocks, pode até confundir as visitas.

253

Se você for designer e estiver sem ilustrador, usar os desenhos da sua filha nos seus projetos.

254

Se você for redatora e estiver sem idéias, usar as frases do seu filho nos seus textos.

255

Ganhar a.r.t.i. (artesanato reciclado tosco infantil) que seu filho fez na escola.

256

Ficar livre da quantidade absurda de a.r.t.i. que se acumula em todos os armários da casa.

257

Deixar a criança passar uma semana inteira com a avó, mesmo sabendo que ela tem um jeito próprio de lidar com o seu filho. Entender que isso pode ser muito saudável para todo mundo.

258

Ver que ficar sem filho não é tão bom assim. E que você escolheu um estilo de vida bem legal.

259

Fazer uma tatuagem que tenha a ver com o seu filho. Mas tome cuidado: homenagens tatuadas costumam ser muito bregas. A vantagem é que nesse caso você não corre o risco de o homenageado te dar um pé na bunda.

260

Ver que seu filho é muito parecido com você e ficar feliz por achar que ele é mais bonito.

261

Ouvir as pessoas dizendo: “É a sua cara!”.

262

Ouvir as pessoas dizendo: “É a cara do pai!” (supondo que você teve bom gosto na escolha do pai...).

263

Ensinar uma criança a ler. E ver todo o mundo que se abre a partir daí.

264

Ler histórias na cama, de noite.

265

Reler Monteiro Lobato. A coleção inteira do Sítio do Picapau Amarelo, de preferência. E descobrir que, ainda hoje, a Emília é uma das personagens mais geniais da literatura universal.

266

Reler Laura Ingalls Wilder. E voltar a se sentir uma garota americana do século XIX, vivendo uma vida dura na região dos Grandes Lagos.

267

Reler a Condessa de Ségur. E voltar a se sentir uma francesinha desastrada em férias, no século retrasado.

268

Reler *Os meninos da rua Paulo* e voltar a se sentir parte de uma gangue de garotos húngaros brigando por um terreno baldio.

269

Entrar de novo na Bolsa Amarela e andar na Corda Bamba com a Lygia Bojunga Nunes.

270

Descobrir a Pippi Meialonga (que não tinha sido ainda editada no Brasil na nossa infância). E achar que ela é prima da Emília.

271

Descobrir literatura contemporânea de altíssima qualidade nas estantes de livros infantis das livrarias.

272

Ouvir as histórias que as crianças inventam. Inventar junto, rir junto.

273

Pensar em um dia também escrever seus próprios livros infantis.

274

Voltar a escrever um diário.

275

Recontar sua própria história.

276

Recontar a história da humanidade, e perceber como você construiu uma cartilha pessoal ao longo dos anos.

277

Explicar o funcionamento do mundo para uma pessoinha ansiosa por suas palavras. E se pegar questionando tudo o que sabe.

278

Sentir-se um pouco professora de história, ciências, geografia, matemática, português. Descobrir o prazer de ensinar, enfim.

279

Explicar, em palavras simples, qual é exatamente o trabalho que você faz. E, dito assim, ficar pensando se é isso mesmo que você gostaria de fazer.

280

Chegar em casa exausta, depois de um dia cheio de problemas no escritório, e ganhar uma recepção tão calorosa que faz esses problemas perderem toda a importância.

281

Depois dos 30, comprar uma bicicleta para passear com as crianças.

282

Ensinar sua filha a pedalar. Com dor nas costas, ver que ela aprendeu. E que isso é para sempre.

283

Ter prioridade para entrar no avião.

284

Perder o medo de avião (ou aprender a disfarçá-lo, para não amedrontar as crianças).

285

Viajar para a praia e fazer castelo de areia.

286

Viajar para a montanha e ver o pôr-do-sol.

287

Viajar para a cidade grande e levar as crianças aos museus bacanas.

288

Viajar para a Disney e render-se ao imperialismo cultural americano.

289

Viajar com as crianças. De carro, de moto, de trem, de avião, para onde quer que seja. E descobrir que é sempre uma viagem.

290

Parar de usar drogas, com medo de não voltar da viagem.

291

Ficar (um pouco) mais careta. Mas pode dizer por aí que você só ficou (um pouco) mais responsável.

292

Ser convidada para mais festas, mesmo que elas não sejam tão boas quanto aquelas pré-filhos.

293

Perceber que seu gosto para festas mudou. E que as melhores, agora, são aquelas em que adultos e crianças se divertem. De preferência, em ambientes com isolamento acústico.

294

Ver chegar a época em que seus filhos são grandes o bastante para ficarem sozinhos nas festas (e pequenos o bastante para não arranjar confusão nelas).

295

Dançar cirandas. Dar a meia-volta, dar a volta e meia. Ir ao Tororó beber água e não achar. Mas achar a brincadeira uma delícia.

296

Descobrir que o velho e bom “Atirei o pau no gato” ganhou uma nova versão: “Não atire o pau no gato-to / Porque isso-so / Não se faz-faz-faz / O gatinho-nho / É nosso amigo-go / Não devemos maltratar os animais / Miau!”. E, apesar do seu amor pelos felinos, achar que a paranóia politicamente correta tem limite.

297

Ensinar as brincadeiras da sua infância para o seu filho, como corre-cutia, amarelinha, passa-anel, elástico, cama-de-gato, queimada etc.

298

Ir para um local descampado e soltar pipa com as crianças, num belo dia de agosto.

299

Jogar pião e viciar na brincadeira.

300

Jogar videogame (e perder para o seu filho, é claro).

301

Rever, junto com seu filho, os desenhos animados da sua infância. *Os Flintstones*, *Tom & Jerry*, *Shazam*, *Manda-Chuva*, *Scooby-Doo*, *Os Herculóides* e todos os outros. Porque, afinal de contas, a gente também cresceu vendo Globo Cor Especial.

302

Assistir com ele aos desenhos animados de hoje. E descobrir, no meio de um monte de animações pra lá de frenéticas e histéricas, algumas produções bem bacanas, como... er... como... humm...

303

Odiar comerciais voltados para crianças e achar que eles deveriam ser proibidos por lei.

304

Brincar de boneca e ver tudo cor-de-rosa.

305

Jogar bola: futebol, vôlei, peruzinho etc. E acabar entrando em forma.

306

Brincar de carrinho e ensinar educação no trânsito.

307

Embarcar no faz-de-conta.

308

Implicar com a Barbie e ensinar sua filha a não querer ser uma.

309

Implicar com os Power Rangers e ensinar ao seu filho o poder da não-violência.

310

Aproveitar que você teve um filho homem e (re)descobrir o prazer das brincadeiras "de menino".

311

Achar uma grande bobagem isso de separar as brincadeiras por sexo.

312

Criar meninos que também brincam de casinha e meninas que também brincam de super-heróis. E pensar que, no fundo, você está contribuindo para criar um mundo melhor.

313

Ouvir a palavra "mãe" dirigida a você. E se acostumar tanto com isso que, toda vez que ouve um "manhê" gritado na rua, fica achando que é com você.

314

Passar a ver as crianças com outros olhos. (E, por isso mesmo, não se conformar com a situação da infância por aí.)

315

Apiedar-se do ser humano.

316

Querer mudar o sistema. E realmente fazer alguma coisa para isso, nem que seja dentro da sua casa.

317

Preocupar-se com o futuro do planeta.

318

Ensinar a seus filhos que os papéis vão no lixo azul, os plásticos no lixo vermelho, os vidros no lixo verde e as latas no lixo amarelo. Ver que eles aprendem mais rápido do que você.

319

Mesmo sendo uma superprofissional, sentir-se realizada ao fim de um dia de mamadas, fraldas e papinhas.

320

Mesmo sendo uma supermãe, sentir-se realizada ao fim de um dia de projetos e reuniões fora de casa.

321

Aprender o mantra "culpa, não" e usá-lo várias vezes ao dia.

322

Superar a culpa.

323

Perguntar: que culpa?

324

Descobrir, aliviada, que outras pessoas podem se revelar verdadeiras mães para seus filhos.

325

Deixar o pai ser a mãe de vez em quando.

326

Questionar o que é ser pai e o que é ser mãe nesses tempos modernos. Ou pós-modernos. Ou tardiamente modernos. Ou seja lá o que for. Tem gente que até fala que nunca fomos modernos.

327

Encontrar uma pessoa legal para cuidar dos seus filhos enquanto você e seu marido trabalham ou se divertem. E ter dinheiro para pagar bem essa babá quase perfeita.

328

Ensinar seu filho a respeitar as pessoas que trabalham na sua casa, no seu prédio, na escola, no clube, no restaurante. Saber que o único jeito de ensinar isso é dando o exemplo.

329

Aprender a respeitar o gosto da criança. E tentar achar normal aquela produção absurda que ela escolheu para passar o dia com os seus amigos novos, que você adoraria impressionar.

330

Conseguir fazer uma produção absurda ficar pelo menos aceitável.

331

Ver que a criança vai construindo seu próprio gosto. E que ele não é tão mau assim. E que isso tem a ver com você.

332

Cozinhar junto com as crianças. Descobrir, ensinar ou inventar receitas. Se você não cozinha, é uma chance de aprender.

333

Fazer brigadeiro e deixar que as crianças raspem a panela.

334
Depois da chuva, deixar que as crianças brinquem descalças na enxurrada.

335
Abrir seu guarda-roupa e deixar que as crianças brinquem de gente grande com todas as suas roupas e sapatos.

336
Deixar que as crianças usem os móveis e os lençóis da casa para montar cabaninhas. E entrar lá para brincar com elas.

337
Esquecer que é mãe e ensinar alguma molecagem de vez em quando.

338
Saber que esses momentos todos vão se transformar em deliciosas memórias de infância.

339
Juntar uma turma para jogar War, Imagem & Ação, Detetive.

340
Perceber que sua família já é uma turma, e que você sempre tem *quorum* para jogos de tabuleiro.

341

Jogar baralho com as crianças: sete-e-meio, rouba-monte, burro-d'água, pontinho, mau-mau. Ensinar a ganhar e a perder.

342

Subir com a filha no pé de jabuticaba e ficar horas conversando lá em cima.

343

Passar o domingo no zoológico. Levar cesta e fazer piquenique.

344

Ver seu filho correndo pelado numa praia deserta e sentir-se parte de alguma coisa muito grande e perfeita.

345

Perder o medo de ser piegas.

346

Acordar mais cedo e aproveitar melhor o dia. Mesmo que você tenha sido uma pessoa da noite na juventude.

347

Passar a ler rótulos no supermercado. E descobrir que, entre corantes, conservantes, antioxidantes, emulsificantes e aromatizantes, sua família andava consumindo muito mais compostos químicos do que você gostaria.

348

Encher a geladeira de coisas saudáveis.

349

Alimentar-se melhor.

350

Preocupar-se com a saúde.

351

Querer viver mais.

352

Descobrir a homeopatia e mudar seu jeito de entender saúde e doença.

353

Descobrir um pediatra sensacional, que atende pelo seu plano de saúde.

354

Ensinar seu filho a gostar de frutas, legumes e verduras. Bom, se ele aprender a gostar de frutas e legumes, já estará de bom tamanho.

355

Passar a comer mais frutas, legumes e verduras, só para dar o bom exemplo.

356

Pôr em prática a famosa técnica Mothern da "Festa da Barriga", que consiste em dublar cada um dos itens que estão no prato do seu filho, como se eles fossem convidados de uma festa que acontece na barriga da criança. A boca é a portaria, e cada vez que ela se recusa a se abrir para alguma colherada, você capricha na vozinha triste: "Puxa, que pena! Eu queria tanto participar desta festa!". E assim por diante. A melhor parte é comprovar que funciona e que todos os convidados estão sendo engolidos com o maior prazer!

357

Usar toda a sua criatividade para criar outros estratagemas divertidos como esse e, assim, conseguir que as crianças façam o que deve ser feito, como comer bem, escovar os dentes, arrumar o quarto, ir dormir.

358

Cuidar de uma doencinha boba.

359

Fazer de um arranhão um pequeno evento de carinho. Limpar, fazer o curativo, soprar quando arder, pegar no colo, dar beijinho, mimar o moleque.

360

Dar colo, carinho, consolo.

361

Ganhar colo de filho.

362

Ouvir elogios da professora. São para a criança, mas você fica mais feliz do que se fossem para você.

363

Ouvir "obrigada, mãe" e ver que os seus esforços para criar uma pessoa educada não estão sendo em vão.

364

Achar que você criou a melhor pessoa do mundo.

365

Achar que você criou a pessoa mais bonita do mundo.

366

Achar que você criou a pessoa mais interessante do mundo.

367

Descobrir que, às vezes, seus critérios são extremamente parciais.

368

Parar de ouvir aquela indefectível pergunta: "E o bebê, quando é que vem?". Aliás, taí uma pergunta que nunca deveria ser feita. Que eu saiba, só existem três motivos para um casal não ter filhos: ou eles não querem mesmo ter filhos, ou eles até querem ter um filho, mas não nesse momento, ou eles querem muito um filho, mas por algum motivo não estão conseguindo tê-lo. Qualquer que seja o caso, isso não é da conta de mais ninguém.

369

Pensar em ter mais filhos, afinal, não tem sido tão difícil assim.

370

Resolver não ter mais filhos, afinal, a missão está cumprida.

371

Engravidar de novo e descobrir que cada gravidez é única.

372
Descobrir, com o segundo e o terceiro filhos, que amor de mãe se multiplica antes de se dividir.

373
Assistir a uma briga entre os irmãos e conseguir não tomar partido.

374
Tomar partido e tentar ser o mais justa possível.

375
Virar juíza das disputas fraternas.

376
Aprender a ouvir.

377
Aprender a argumentar.

378
Perceber que, entre tapas e beijos, seus filhos se amam de verdade. E que essa relação também é para sempre.

379

Ver um bebê chorando e pensar: "Ufa, ainda bem que essa fase já passou".

380

Ver uma criança fazendo birra e pensar: "Ufa, ainda bem que essa fase já passou".

381

Ver um adolescente rebelde e pensar: "Ufa, ainda bem que essa fase ainda está longe".

382

Ver uma mulher grávida e pensar que um dia você pode ter netos.

383

Descobrir que, não importa a idade, todo mundo é um pouco chorão, birrento e rebelde.

384

Ouvir das pessoas: "Você começou cedo, hein?", mesmo não sendo assim tão jovem.

385

Ver que seu viço vai diminuindo, mas que sua filha fica cada vez mais linda.

386
Achar que isso é genético.

387
Finalmente entender a sua mãe.

388
Ler revistinhas da Turma da Mônica e discutir feminismo com as crianças.

389
Ler Asterix e falar de História com as crianças.

390
Mostrar para as crianças maiores outros personagens bacanas de quadrinhos, como o fathern Lobo Solitário, o simpático e fabuloso Bone, ou Groo e seu humor inteligente.

391
Descobrir que relançaram a Coleção Disquinho em CD, com as mesmas capas dos vinis originais. Além de liberar você de contar trocentas vezes a mesma história, a coleção tem o poder de trazer de volta a sua infância, nas muitas musiquinhas da época.

392

Redescobrir seus velhos vinis dos Saltimbancos, da Arca de Noé e da versão antiga do Sítio do Picapau Amarelo. Ficar feliz por constatar que você é de um tempo em que música infantil era feita por Chico Buarque, Toquinho e Vinicius, Macalé, Caymmi, Caetano e Gil.

393

Transmitir às crianças o seu bom gosto musical e perceber que música boa de verdade é boa para qualquer idade.

394

Conhecer o Palavra Cantada e confirmar essa teoria.

395

Inventar coreografias malucas com as crianças.

396

Voltar a cantar.

397

Inventar canções, tendo sempre as crianças como inspiração.

398

Assistir aos shows e peças que elas preparam para você.

399

Saber que toda obra de arte cênica tem um fim.

400

Rir das palhaçadas que as crianças inventam.

401

Montar álbum de figurinhas. Abrir um saquinho novo, com uma figurinha rara. Entender por que os seus pais sempre diziam que fazer álbum era jogar dinheiro fora.

402

Comprar com menos culpa, afinal, não é para você.

403

Lembrar da sua infância.

404

Reviver a sua infância. Ok, parte dela.

405

Tirar seus velhos brinquedos do limbo.

406

Ir a parques de diversão, parques aquáticos e temáticos. Passar a se preocupar com as opções de lazer da sua cidade.

407

Ir a praças, praias, parques. Passar a se preocupar com os espaços públicos da cidade, ficar mais cidadã.

408

Prestar mais atenção em quem votar.

409

Escorregar no toboágua, se você se animar.

410

Pular na piscina de bolinhas, se você for cara-de-pau e um pouco sem noção.

411

Pular no pula-pula, dependendo do tanto que você bebeu.

412

Fazer festas de dia e convidar os seus amigos e os filhos dos seus amigos. Transformar a sua casa no novo *point* das pessoas com filhos.

413

Descobrir seus dotes de fotógrafa, cantora, cozinheira, costureira, manipuladora de fantoches. Enfim, descobrir-se uma garota prendada.

414

Brincar de aviãozinho na cama. Existem duas modalidades: equilibrando a criança nos joelhos (mais seguro) e nos pés (mais radical). Bom para manhãs preguiçosas.

415

Brincar de bicho-de-monte. Brincadeira que consiste em amontoar a família na cama. Bom para manhãs frias.

416

Arranjar um pretexto para ter um bicho de estimação.

417

Ver o carinho que seu filho tem com o animal.

418

Mesmo sem ter um bichinho, ter sempre companhia.

419

Rever, com seu filho já grandinho ao lado, os vídeos dele ainda pequenininho.

420

Não ter que fazer aquilo que você não quer (filhos são ótimas desculpas).

421

Ter desculpa para não ir à reunião de condomínio.

422

Ter desculpa para não trabalhar no fim de semana.

423

Ter desculpa para ficar nervosa.

424

Ter desculpa para os seus atrasos.

425

Ter desculpa para não ver pessoas chatas.

426

Ter desculpa para qualquer coisa que você não gosta, não quer ou não acha certo fazer.

427

Aprender finalmente que você pode não fazer as coisas simplesmente porque não quer. E não por causa dos filhos.

428

Fazer massagem na sua filha.

429

Receber massagem da sua filha.

430

Escolher os ássanas com nomes de bichos e transformar a ioga numa gostosa brincadeira com as crianças.

431

Descobrir que tempo NÃO é dinheiro e passar horas boas e bobas com sua criança.

432
Descobrir prazeres que não dependem de dinheiro nenhum.

433
Brincar de fazer sombras na parede à luz de velas, em dia de apagão.

434
Fazer bolinhas de sabão e ver seu filho correndo atrás delas.

435
Catar piolho, que é quase cafuné.

436
Conseguir acabar com os piolhos que seu filho pegou na escola.

437
Tirar um bicho-de-pé inteiro, depois de um feriado pé-no-chão no sítio da avó.

438
Brincar de plantar bananeira dentro d'água.

439

Ensinar a pegar jacaré, furar e pular ondas do mar.

440

Dar cambalhotas. Bom, depende da sua idade e do seu preparo físico.

441

Reunir a família toda na cama do casal, à noite, e ter conversas ótimas sobre todos os assuntos.

442

Ouvir aquele “boa noite, mãe” que vem com beijinho antes de dormir.

443

Ficar com vontade de trabalhar menos, e achar que seu ócio nunca foi tão criativo.

444

Não se importar tanto com bagunça.

445

Não se importar tanto com barulho.

446

Aprender a ser uma pessoa mais desencanada.

447

Ouvir, em um dia qualquer, a frase: "Mãe, eu tô tão feliz!". E sentir um calorzinho gostoso lá no fundo do coração.

448

Voltar a freqüentar ambientes familiares.

449

Voltar a almoçar na casa da sua mãe aos domingos.

450

Entrar em comunidades de mães no Orkut e descobrir que seus problemas e suas dúvidas também só mudam de endereço: algumas questões da maternidade são universais.

451

Discordar do que as pessoas pensam sobre as mães. E perceber que, por mais que o mundo gire, algumas questões da maternidade permanecem imutáveis.

452

Falar de coisas tão antigas e mesmo assim haver gente te achando moderna.

453

Criar um blog para falar de filhos. Melhor ainda se todo mundo gostar do que você escreve e o blog acabar virando coluna de revista, livros e programa de TV.

454

Fazer amigos e influenciar pessoas.

455

Inventar um jeito novo de ser mãe.

456

Perceber o seu poder de alterar as coisas, alterando pequenas coisas de cada vez.

457

Perceber que quase tudo no mundo poderia ser diferente do que é.

458

Torcer para que um dia seja.

459

Comprar, junto com seu filho, os livros, encapar os cadernos e preparar o material para o ano letivo que vai começar.

460

Ajudar no dever de casa, sabendo que aquele toque que você deu fez a diferença na maneira como a criança lidou com o problema.

461

Receber os boletins e sentir aquele mesmo orgulho que você dava aos seus pais.

462

Achar seu filho um gênio e que ele puxou a você.

463

Achar seu filho um mala e que nisso ele puxou ao pai. Ou à família dele.

464

Achar que de gênio, de mala e de louco todo mundo tem um pouco.

465

Ver seu filho aprendendo a tocar um instrumento.

466

Ver seu filho aprendendo outro idioma.

467

Tomar banho junto com a sua filha e conversar sobre as mudanças no corpinho dela.

468

Dizer a ela, com tranqüilidade e certeza, que masturbação não tem contra-indicações.

469

Ouvir seu filho cantarolar a sua música favorita e emocionar-se com isso.

470

Ler um bilhete que seu filho deixou para você e emocionar-se com isso.

471

Ouvir seu filho ensinando coisas para crianças menores e emocionar-se com isso.

472

Descobrir que poucas coisas são tão emocionantes como ver um filho crescer e se tornar uma pessoa bacana.

473

Sentir nostalgia com cheiro de Hipoglós.

474

Levar seu filho para conhecer a cidade em que você nasceu.

475

Levar seu filho para conhecer a cidade em que seus pais nasceram.

476

Passear de mãos dadas com seu filho pelas ruas de qualquer cidade do mundo.

477

Acompanhar seu filho em sua primeira viagem ao exterior. Melhor ainda se for algum lugar que você conheceu quando nova.

478

Agora que você já tem filho, plantar uma árvore junto com ele e depois escrever um livro sobre tudo isso.

479

Ter a quem dedicar os livros que você porventura escrever.

480

Reconhecer no seu filho algum talento seu.

481

Reconhecer no seu filho aquela mesma qualidade que fez você se apaixonar pelo pai dele.

482

Depois de tantos anos, voltar a encarar um acampamento só para dar ao seu filho o prazer dessa aventura.

483

Ver aumentar exponencialmente o número de amigos no Orkut assim que seu filho e toda a turma de amigos descobrem a brincadeira.

484

Buscar seu filho nas baladas de madrugada. E só assim perceber o quanto sua própria mãe foi uma heroína da resistência.

485

Arrumar alguém para revezar com você nesse trabalho sujo.

486

Voltar a se preocupar: “Será que ele vai ligar?”.

487

Curar seu filho do primeiro porre e torcer para que ele não tenha puxado a sua atração fatal pelo *wild side*.

488

Dar conselho. E saber que, vindo de uma mãe, não se trata de um simples palpite.

489

Ver a sua casa se tornar palco de altas reuniões de adolescentes, mais ou menos como era na casa da sua mãe, há uns 20 ou 25 anos. E perceber que os amigos do seu filho são tão bacanas, interessantes e divertidos quanto os seus eram.

490

Ter alguém para te mostrar as novidades do mundo da informática.

491

Ter alguém para te mostrar as novidades da música *underground*.

492

Olhar para a sua filha crescidinha e perceber que ela está virando uma linda mulher.

493
Começar a emprestar roupas para a sua filha e usar as dela.

494
Ver no seu filho os primeiros sintomas de paixonite aguda.

495
Levar uma cantada de um dos colegas do seu filho.

496
Conhecer o(a) primeiro(a) namoradinho(a) da sua filha.

497
Comemorar a aprovação dela no vestibular.

498
Comemorar o primeiro emprego, que ela conquistou por méritos próprios.

499

Superar a síndrome do ninho vazio e se orgulhar quando um dos filhos resolve morar sozinho.

500

Ver sua filha parir e você (quem diria!) tornar-se avó. Mas aí são outros quinhentos, e tantas novas melhores coisas que até daria outro livro para esta coleção...

Visite nosso site e conheça estes e outros lançamentos

www.matrixeditora.com.br

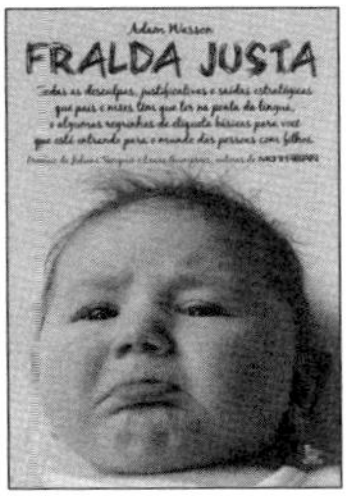

Fralda Justa
de Adam Wasson

Ter filhos é maravilhoso, sim, mas é também o momento de você conhecer o lado selvagem da vida. De passar por situações delicadas, que você nunca tinha imaginado. Elas agora estão reunidas aqui, neste guia hilário, imprescindível para pais e mães, que ensina todas as alternativas para se livrar dessas enrascadas e também mostra as regras de etiqueta fundamentais para uma convivência mais tranqüila com crianças, pais, parentes, babás e amigos.

Gêmeos, Trigêmeos ou o que Mais Vier
de Sara Gonçalves

Ensina, a partir da experiência da autora – uma mãe de trigêmeos – o que fazer para cuidar de múltiplos e a organização dos afazeres com tanta gente nova em casa ao mesmo tempo.

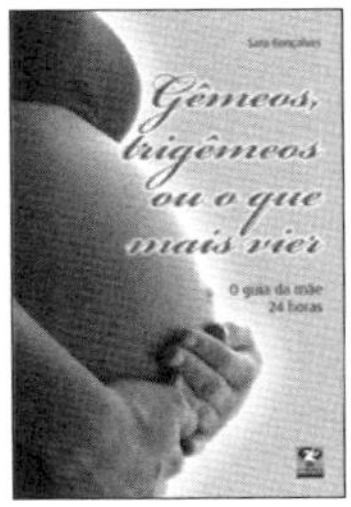

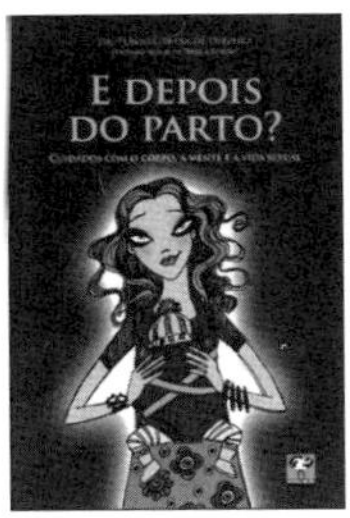

E Depois do Parto?
de Dr. Flávio Garcia de Oliveira

O bebê nasceu. E agora? Neste livro, a mulher, em especial, e o também o marido, vão ter dicas e orientações de como se portar nessa nova etapa de vida, tanto no pós-parto imediato quanto na fase seguinte. Veja o que fazer para continuar a desempenhar seu papel de mulher, mãe, esposa e profissional. Sugestões de exercícios, nutrição e estética. E também os cuidados com o emocional, no relacionamento com você mesma, com o bebê e o marido.

Não Use Livros sobre Como Educar seus Filhos
de Iara Pasta

A autora mostra como os pais podem utilizar o bom senso, e deixar o ato, muitas vezes mecânico, de comprar um livro sobre educação de filhos, com teorias que nem sempre levam em conta o dia-a-dia das famílias, suas personalidades e formação. Um livro provocador que vai fazer os pais questionarem a educação que estão dando às suas crianças.

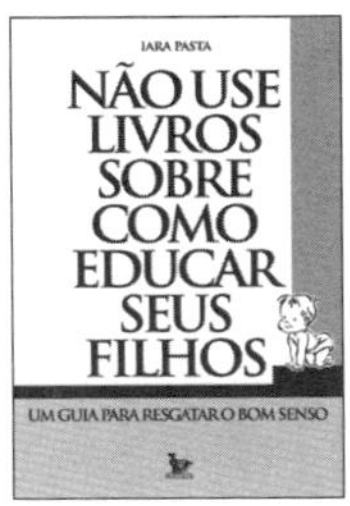

MATRIX